a doença e o tempo

aedo
oete

eduardo jardim

enca
mpo

*aids, uma história
de todos nós*

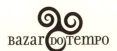

© Eduardo Jardim, 2019
© Bazar do Tempo, 2019

Todos os direitos reservados e protegidos pela
Lei nº 9610 de 12.2.1998. É proibida a reprodução total
ou parcial sem a expressa anuência da editora.

Este livro foi revisado segundo o Acordo Ortográfico da
Língua Portuguesa de 1990, em vigor no Brasil desde 2009.

EDITORA Ana Cecilia Impellizieri Martins
COORDENAÇÃO EDITORIAL Maria de Andrade
ASSISTENTE EDITORIAL Catarina Lins
COPIDESQUE Rodrigo Guardatti / Epifania Revisões
REVISÃO Elisabeth Lissovsky
PROJETO GRÁFICO Thiago Lacaz

CIP-Brasil. Catalogação na Publicação
Sindicato Nacional dos Editores de Livros, RJ

Jardim, Eduardo, 1948-
A doença e o tempo: aids uma história de todos nós /
Eduardo Jardim. Rio de Janeiro: Bazar do Tempo, 2019. 80 p.
ISBN 978-85-69924-56-2
1. Aids (Doença). 2. Aids (Doença) - Aspectos sociais.
2. Aids (Doença) - Aspectos morais e éticos. I. Título.
19-57117   CDD: 616.9792   CDU: 616.98:578.828

Meri Gleice Rodrigues de Souza, bibliotecária CRB 7/6439

BAZAR DO TEMPO
Produções e Empreendimentos Culturais Ltda.
Rua General Dionísio, 53, Humaitá
22271-050 Rio de Janeiro RJ
contato@bazardotempo.com.br
bazardotempo.com.br

"the past keeps knock, knock, knocking on my door/ and I don't want to hear it anymore." [1]

"Halloween Parade", Lou Reed

---

1   *O passado bate, bate, bate na porta / e eu não quero ouvir mais não.*

sumário

Uma vivência do tempo   8

1. A viagem   14
África   15
Haiti   19
Estados Unidos   21
Brasil   26

2. Peste, aids e castigo   38

3. Aids e o tempo   52

Ainda estamos aqui   70
Referências bibliográficas   72
Sobre o autor   78

uma vivência do tempo

Nos últimos tempos, seu companheiro de todos os dias foi um gato peludo chamado Toni. Morávamos perto, e eu acompanhava o agravamento da doença e seus efeitos no corpo que eu tinha visto sair do mar de Ipanema, dançar, correr e adormecer. "Edu, por favor, vem aqui! O gato se meteu embaixo da cama e parece que está morrendo." Saí às pressas. Agachado junto à cama, tentava, sem conseguir, apanhar o gatinho que respirava ofegante. De repente, tudo parou. Não havia mais um ruído, nem um ronronar fraquinho, nada. Perplexo, olhei para seu rosto e, pela primeira vez, me dei conta de que o tempo começava a correr. A aids é uma doença que acontece no tempo.

A viagem da aids por dois continentes – desde a África, no "coração das trevas", até o Brasil – aconteceu também no tempo, ao longo de quase cem anos. Quando a epidemia começou aqui, no início dos anos 1980, sentimos o relógio disparar. Foi preciso esperar até 1983 para o HIV ser descoberto, até 1985 para ter acesso às primeiras testagens, até 1987 para a distribuição do AZT, e mais uma década para a chegada oficial do "coquetel" de novos medicamentos. A pergunta que repetíamos era: será que vai dar tempo?

A percepção de que a aids sempre envolveu uma vivência do tempo não foi partilhada logo por todo mundo. Nos primeiros

9

anos, houve a tendência de circunscrever o problema a determinados ambientes. Essa visão equivocada, logo negada pelo avanço da epidemia, causou danos à saúde pública e justificou a discriminação, sobretudo dos homossexuais.

Essa avaliação errônea tinha também outro motivo. Lidávamos com uma doença incurável, que impunha a constatação da nossa radical precariedade. Encarar esta verdade incontornável nunca foi fácil. No caso da aids, tentou-se evitar este confronto imaginando que ela poderia ficar confinada aos grupos de risco.

Por outro lado, para alguns de nós, o choque provocado pela nova situação tornou a vida mais intensa e valiosa. Isso ocorreu para muitos que foram diretamente atingidos pelo vírus e para os que lhes eram próximos. A aids também mobilizou médicos, pesquisadores, políticos e ativistas, como nunca se vira em qualquer outra epidemia. A literatura, a música e as artes em geral também reagiram à terrível novidade. Um jovem escritor terminou o artigo em que se declarava soropositivo – ou seja, portador do HIV –, com o apelo: "Viva a vida!"[2] Um artista plástico teceu em panos rústicos sua história e nomeou sua última obra: *Sob o peso dos meus amores*![3]

Este livro se inspira na crença de que toda experiência, para ter seu acabamento, precisa ser narrada. A literatura tem o poder de resgatar o significado dos acontecimentos e, assim, fazer do mundo nossa morada, até mesmo quando ele parece estar fora do eixo.

Hoje a situação é muito diferente da que vivemos nos anos 1980. De certa forma, a aids foi desdramatizada, passou a ser

---

2 O escritor é Herbert Daniel. H. Daniel e R, Parker, *Aids, a terceira epidemia*, p. 52.
3 Trata-se do artista plástico José Leonilson Bezerra Dias (1957-1993). Um documentário foi feito sobre sua vida e sua obra *Leonilson, sob o peso dos meus amores*, dirigido por Carlos Nader, 2012.

uma doença crônica. Uma pesquisa recente reproduz o comentário repetido por muitos jovens: "A aids já não me assusta mais."[4] Ao mesmo tempo, dados oficiais revelam que o número de casos de contágio pelo HIV tem aumentado de forma significativa, sobretudo entre os rapazes. As perguntas que fizemos no início da epidemia ainda fazem sentido para as novas gerações? Vivemos em um tempo carente de questionamentos? Ou teremos que experimentar outras formulações para dar conta desse novo contexto?

[4] "HIV prevalence among men who have sex with men in Brazil: results of the 2nd national survey using respondent-driven sampling." Disponível em <www.ncbi.nlm.nih.gov/pubmed/29794604>. Acesso em 19 mar 2019.

um

a viagem

áfrica

A história da aids começa na África, muito antes de sermos atingidos diretamente. Uma versão ancestral do HIV já existia entre os chimpanzés que viviam na região onde hoje é a República Democrática do Congo e seu entorno. Em algum momento, no fim do século XIX ou no início do XX, o vírus foi transmitido ao homem, possivelmente em alguma caçada ou no preparo da comida. A aids não teria se espalhado como uma epidemia, não fossem as condições em que viviam os habitantes das colônias africanas.

Em 1884, o chanceler alemão Otto von Bismarck organizou uma conferência em Berlim com representantes dos principais países europeus, dos Estados Unidos e do Império Otomano para fazer a partilha da África. A região às margens do rio Congo foi dividida entre a França e a Bélgica, cujo rei, Leopoldo II, tomou a terra como sua propriedade particular, a qual batizou de Estado Independente do Congo. Essa situação se manteve até 1908, quando as terras passaram para o Estado, tendo sido criado o Congo Belga. Em um primeiro momento, o principal interesse econômico do rei e seus prepostos foi a obtenção do marfim, trocado por bugigangas com os nativos. Pouco depois, ocorreu uma virada na economia mundial com a invenção dos pneus infláveis. A borracha, que existia em abundância nas selvas africanas, passou a ser motivo de grande cobiça.

Uma significativa transformação social e demográfica se iniciou nessas regiões, com efeitos específicos na propagação da aids. A afluência em massa de trabalhadores europeus para a bacia do Congo triplicou a população masculina. Léopoldville, a recém-criada capital, tornou-se um polo de prostituição, criando um ambiente propício para a transmissão de doenças. Além disso, os belgas construíram ferrovias para facilitar o transporte de carga e de passageiros até o Atlântico, e o maior trânsito de pessoas pode ter contribuído para que o vírus se espalhasse.

Não bastasse, grande parte da população vivia em condições de saúde muito precárias. A doença do sono (Tripanossomíase africana), transmitida pela mosca tsé-tsé, era das que mais preocupava os colonizadores, pois provocava enormes baixas entre os trabalhadores dos seringais. Seu tratamento, e o de muitas outras doenças, era feito com drogas injetadas com seringas que não eram descartadas. Estima-se que apenas um médico, Eugène Jamot, em dois anos, de 1917 a 1919, tratou, com apenas seis seringas, mais de 3.500 pacientes.[1]

A exploração pelos europeus da região do Congo foi assunto de duas importantes obras literárias, distantes mais de um século uma da outra, mas que se aproximam sob vários aspectos: *Coração das trevas*, de Joseph Conrad, novela publicada em 1902, e *O sonho do celta*, romance de Mario Vargas Llosa, de 2010. Conrad, é claro, não faz referência à aids. A trama do livro se passa no fim do século xix, acompanhando a subida do rio Congo por Charlie Marlow, personagem principal e narrador da história, em um pequeno e frágil vapor, em busca do misterioso Kurtz,

---

[1] Disponível em <www.docdays.de/the-bloody-truth/en>. Acesso em 19 mar 2019.

um traficante de marfim que vive no interior da selva.[2] *O sonho do celta* se passa um pouco mais tarde, no período da extração da borracha. Desta vez, a subida do rio é feita por Roger Casement, cônsul britânico incumbido de preparar um relatório acerca da dramática situação dos nativos sob o domínio dos belgas. A certa altura, em uma visita a um hospital miserável, Casement fica sabendo da existência de uma doença ainda desconhecida.

Os dois livros são fontes valiosas para se reconstituir o ambiente em que a aids começou, a floresta atravessada pelo "rio grande e caudaloso, lembrando uma imensa serpente desenrolada, com a cabeça no mar, o corpo estendido descrevendo curvas que se prolongavam por uma vasta extensão de terras e a cauda perdida nas profundezas do continente",[3] habitada pelos nativos e pelos recém-chegados colonizadores europeus. Seriam mesmo colonizadores? Marlow faz, a certa altura, um paralelo entre a situação do Congo e a invasão da Grã-Bretanha pelo exército romano na Antiguidade. Para ele, em nenhum dos casos tratava-se propriamente de colonos, mas de conquistadores ferozes. Usavam a força bruta para se impor, nada de que pudessem se vangloriar, pois seu sucesso se devia apenas à inferioridade física dos outros. Tudo era feito cegamente, explica, como acontece quando se investe contra as trevas. A conquista daquelas terras significou apenas tomá-las dos que têm a pele de outra cor ou o nariz um pouco mais achatado que o nosso, ela "nunca é uma coisa bonita quando a examinamos de perto."[4]

Casement, em *O sonho do celta*,[5] uma figura histórica que realmente existiu, considerado um herói pelos independentistas

2 *Apocalyse Now*, filme de Francis Ford Coppola, de 1979, com Marlon Brando no papel de Kurtz, foi inspirado no livro de Joseph Conrad.
3 J. Conrad, *Coração das trevas*, p. 16.
4 Idem, p. 14.
5 M. Vargas Llosa, *O sonho do celta*.

irlandeses, no início da sua estada de vinte anos no Congo, assusta-se com os corpos negros com cicatrizes nas costas, nas nádegas e nas pernas e fica sabendo que eram marcas de chicote, um instrumento confeccionado com pele de hipopótamo, inventado por um belga, Monsieur Chicot, da primeira leva de exploradores. Também descobre que as mutilações de tantos nativos se deviam ao fato de terem tido suas mãos e pênis esmagados ou cortados com facão pelos soldados da *Force Publique*.

O *sonho do celta* tem para nós um valor especial, pois parte do livro se passa na região amazônica, na fronteira do Peru com o Brasil, para onde o personagem é enviado para investigar a violência dos feitores da firma inglesa Peruvian Amazon Company contra os índios coletores do látex a ser exportado. Casement constata que a situação nos seringais da Amazônia era ainda pior do que a que vira no Congo.

Conrad e Vargas Llosa prefeririam chamar de descivilizadas nações como a Bélgica e a Inglaterra, que cometeram as atrocidades narradas em seus livros. Como seria possível pensar em civilização diante da cena vista por Marlow, em *Coração das trevas*, de uma praia à beira do grande rio, para onde os trabalhadores esfalfados na construção de uma ferrovia se retiravam para morrer? "Não eram inimigos, não eram criminosos, não eram mais coisa alguma que fosse terrena – nada mais que sombras negras da doença e da fome, jazendo de cambulhada na penumbra verde."[6] Ou ao ver um negro sendo surrado e ouvir o comentário do feitor: "Quanto barulho faz esse animal!"[7]? Ou ao notar, chegando ao objetivo que buscava – a casa em que Kurtz vivia –, que ela era cercada por cabeças humanas espetadas na terra?

A história de Casement, em *O sonho do celta*, é a de uma conversão às avessas. Ao deixar a Inglaterra, ele acreditava estar levando

6   J. Conrad, op. cit., p. 30.
7   Idem, p. 43.

para a África a civilização e os valores cristãos. A cada passo da sua longa estadia no Congo, suas ilusões foram se desfazendo. Preparou, então, um relatório para as autoridades britânicas em que denunciava os crimes cometidos contra a população nativa, provocando enorme polêmica e uma questão política internacional.

A aids começou a se espalhar no contexto do desastroso empreendimento colonial, cujo trauma persiste até hoje: a tragédia africana se prolongou no período pós-descolonização. Políticas públicas equivocadas foram a causa da morte de centenas de milhares de africanos. Atualmente, há no mundo 36,7 milhões de casos de aids, sendo três quartos concentrados na África subsaariana.[8]

haiti

A aids atravessou da África para a América em algum momento das décadas de 1960 ou 1970. O Congo se tornou independente em 1960. O primeiro presidente da República Democrática do Congo foi Patrice Lumumba, assassinado logo no ano seguinte, tendo sido substituído por Mobutu Seko, com apoio da Bélgica e dos Estados Unidos. A situação lamentável em que vivia o país, carente de infraestrutura e mergulhado em conflitos tribais, levou a Organização das Nações Unidas (ONU) a organizar missões de cooperação nas quais o Haiti, pelo fato de ter a mesma língua – o francês – e com população negra, foi um dos participantes. Acredita-se que trabalhadores haitianos tenham carregado consigo o HIV quando retornaram para seu país. A miséria dos dois lados do Atlântico era parecida. Por muitas décadas, e até hoje, a aids tem sido um problema de saúde pública no Haiti. No período da ditadura de

[8] Dados da Unaids relativos a 2018. Disponível em <www.avert.org/global-hiv-and-aids-statistics>. Acesso em 19 mar 2019.

François Duvalier, o Papa Doc, e de seu filho, Baby, qualquer notícia sobre a doença era considerada ilegal. Certamente, a falta de informação da população contribuiu para que a epidemia se alastrasse. Atualmente, mesmo com uma diminuição do número de infecções, o quadro ainda impressiona: em uma população de 10,8 milhões de habitantes, 150 mil vivem com aids.

A independência do Haiti do domínio francês na virada do século XVIII para o XIX, conquistada em uma guerra revolucionária tendo à frente Toussaint Louverture, e o fato de o país ter sido o primeiro a abolir a escravidão na América Latina, são acontecimentos sempre lembrados. Mas esses feitos iniciais não foram capazes de assegurar nem a libertação da pobreza, nem a instauração das liberdades políticas. A história da pequena nação foi uma sucessão de governos despóticos, um cenário desastroso, que motivou o poeta surrealista francês André Breton, em uma visita ao país em 1946, a abordar a liberdade como tema de uma das suas conferências em Porto Príncipe. A presença do poeta motivou uma rebelião de estudantes haitianos, logo reprimida. Para Breton, a liberdade teria que se materializar na libertação da miséria, mas isso ainda não era suficiente. A liberdade teria que ser como uma força viva, recriando-se sem cessar. Ela poderia coincidir, de forma casual, com a libertação da miséria, mas nunca deveria ser reduzida a ela pois, dessa forma, ser livre passaria a ter apenas o sentido negativo de livrar-se da espoliação. A liberdade, para Breton, é plenamente senhora de si, "reflete uma visão *incondicionada* daquilo que *qualifica* o homem e confere um sentido ao *vir a ser* do homem... Escapa a toda contingência". Ela "não existe apenas como ideal, mas é recriadora constante de energia... deve excluir toda ideia de equilíbrio confortável e se conceber como um *eretismo* contínuo".[9]

Sonhos de um rebelde, hoje esquecidos.

9   A. Breton, *Conférences d'Haiti*, p. 270.

estados unidos

Era de noite quando a matéria foi levada à votação. Por aclamação, o painel indicou que a cegueira relacionada à aids era coisa do passado. Os ativistas na galeria irromperam em aplausos. Pela primeira vez na história, pacientes tinham forçado a FDA a reverter sua posição quanto a uma medicação, e, pela primeira vez, quanto a uma outra que não tinha passado por nenhuma testagem formal. Mas o atraso e a obstinada ofuscação nos anos anteriores resultaram em desnecessária perda da visão, tornando essa vitória amarga.

A passagem do livro de David France, um dos fundadores do grupo ACT UP (*Aids Coalition to Unleash Power*),[10] *Como sobreviver a uma peste*, é sugestiva para dar início a um comentário sobre a aids nos Estados Unidos.[11] O trecho faz referência à ocasião em que foi aprovada a liberação pela FDA[12] de um medicamento para evitar a cegueira causada pelo citomegalovírus, comum em pacientes com aids, após uma intensa campanha travada pelos ativistas, em 1989. O subtítulo do livro, *A história de como ativistas e cientistas domaram a aids*, diz muito sobre o modo especificamente americano de dar combate à epidemia, contando com a mobilização da população mais diretamente envolvida.

As vias de migração da aids do Haiti para os Estados Unidos tiveram relação com a situação de calamidade que o pequeno país nunca conseguiu superar. Uma delas foi a exportação de sangue e plasma contaminados, que envolvia interesses de organizações criminosas, como a *Hemo Caribbean*, de propriedade

---

10 *Coalização da aids para liberar poder.*
11 D. France, *How to Survive a Plague*.
12 Food and Drug Administration (FDA) é a agência responsável pela liberação comercial de medicamentos e alimentos nos Estados Unidos.

de Luckner Cambronne, conhecido como "O Vampiro do Caribe".[13] A maior parte desse estoque destinava-se a bancos de sangue nos Estados Unidos, que o forneciam especialmente aos hemofílicos. Uma segunda via foi a prostituição, sobretudo de jovens rapazes. Gays norte-americanos viajavam para o Caribe em busca de sexo barato. Quem conhece algumas das cidades turísticas brasileiras, sabe em que condições ocorre o comércio de sexo. Por último, houve uma onda de imigração de haitianos para os Estados Unidos ao longo da década de 1970, que pode ter sido outra via de chegada do HIV.

Em junho de 1981, alguns casos de uma misteriosa deficiência imunológica foram detectados pelo médico Michael Gottlieb, da Universidade da Califórnia, em Los Angeles. Logo, outros casos foram verificados em diversas cidades, com maior incidência em Nova York. A imunodeficiência já era estudada, inclusive em crianças, mas era causada por algum fator genético ou resultava do tratamento do câncer. Nunca tinha sido vista em jovens adultos saudáveis e, mais estranho ainda, eram quase todos homossexuais masculinos. As principais doenças oportunistas que atingiram esses primeiros pacientes foram o sarcoma de Kaposi, até então um tumor considerado raro, um tipo de pneumonia causado pela bactéria *Pneumosistis carinii*, e uma leucoplasia que atingia a boca e a língua. A sobrevida era curtíssima: quando o HIV foi descoberto em 1983, a maioria dos que tinham sido diagnosticados já havia morrido.[14]

A descoberta de que a doença era transmitida sexualmente não foi imediata, o que motivou as mais estapafúrdias

---

13 Luckner Cambronne foi o principal assessor do ditador François Duvalier, o Papa Doc. Era chefe da milícia formada pelos *tonton-macoutes*, responsável pela perseguição e assassinato de opositores do regime.
14 Para uma história dos primeiros anos da aids, cf. J. Mann et al., *A aids no mundo* e A. J. Ammann, *Lethal decisions*.

especulações, geralmente preconceituosas, que criticavam o comportamento dos homossexuais. Não demorou muito para que estudos clínicos, desenvolvidos por médicos gays, como Joe Sonnabend, de Nova York, indicassem a relação entre a aids e práticas sexuais entre homens. Mas como explicar isso? E quais seriam as práticas de risco? Ainda não se conhecia a possibilidade de sexo seguro. Por este motivo, parte da comunidade gay e alguns de seus líderes, passaram a defender a abstinência sexual e a interdição das saunas e clubes de sexo para conter a epidemia – medidas que se mostraram logo impraticáveis.[15] "Abstinência ou morte!" – assim se pregava.

Pouco tempo depois, novas pesquisas clínicas demonstraram que nem todas as formas de relação sexual transmitiam o HIV, e que era possível fazer sexo seguro. Neste momento, o preservativo foi redescoberto. Inventado na Idade Média, e indicado no século XVI para a prevenção da sífilis, a camisinha representou um grande alívio e foi motivo de festa para a comunidade gay, em 1983. Chamou atenção um apelo público de um grupo de Nova York para difundir seu uso. A intenção, ao introduzir um viés romântico pouco comum naquele ambiente e naquela época, era desfazer a imagem de que o sexo entre homens seria sempre anônimo e promíscuo: "Homens que amam homens foi a base da liberação gay masculina, mas agora criamos 'instituições culturais' nas quais o amor e até o afeto podem ser totalmente evitados", afirmava o comunicado, em uma referência às saunas e clubes de sexo. Continuava: "Se você ama a pessoa com quem está transando – até mesmo só por uma noite – não vai querer que ela fique doente. Talvez o afeto seja nossa melhor proteção."[16] Em seguida, recomendava o sexo protegido.

15 D. France, op. cit.
16 Idem, p. 97.

Nos primeiros anos da década de 1980, Nova York ocupava a infeliz posição de cidade com maior número de casos de aids nos Estados Unidos, sendo a população gay a mais atingida. Por este motivo, representantes do movimento de liberação gay, que já existia desde a década anterior, se engajaram em um enorme esforço para enfrentar a doença.

A opção dos mais atuantes grupos gays por uma via política radical de combate à aids os aproximava de tendências já presentes nos Estados Unidos, como o movimento negro, as grandes marchas contra a guerra do Vietnã e os grupos feministas. Uma tradição de radicalismo político atravessou a história americana e ganhou força na segunda metade do século XX. Estas tendências tinham em comum o apreço pela ação direta, porém adotavam estratégias muito diferentes. Desde o final dos anos 1960, os Black Panthers se armaram para enfrentar a polícia e as mulheres fizeram em público a queima de sutiãs. Com a aids, os gays contaram com a repercussão de suas ações espetaculares na imprensa, sobretudo na TV.

O ACT UP, criado em 1987, foi o grupo de maior destaque nesse contexto. Um pequeno círculo se formou em Nova York, reunindo-se todas as segundas-feiras à noite, com o objetivo de providenciar suporte material e psicológico para a população doente. Em seguida, foram criados meios de forçar o governo e os laboratórios farmacêuticos a acelerar a produção e a comercialização de medicamentos. Àquela altura, a única droga disponível era o AZT, extremamente tóxica e nem sempre eficaz. Seria preciso esperar mais dez anos pela liberação de novos remédios. Por este motivo, os dois lemas da organização foram: *Silêncio = Morte* e *Remédios em nossos corpos.*

O grupo liderado pelo escritor Larry Kramer acolheu ativistas de vários perfis e origens. Havia homens vindos do movimento de libertação gay, mulheres feministas, militantes de grupos esquerdistas e dos Black Panthers. Porém, a grande maioria era de homens gays que nunca tinham tido contato com a política. Havia desde corretores da bolsa de valores até discretos moradores dos subúrbios. À medida que o movimento crescia, eram feitas ações de impacto cada vez maior. Em 1987, um gigantesco tapete feito de retalhos, correspondendo aos mortos de aids, foi estendido em frente ao Capitólio, em Washington, exigindo uma definição do governo quanto a políticas específicas de combate à doença.

O então presidente norte-americano Ronald Reagan demorou muito tempo para fazer a primeira menção à aids, mesmo depois da morte do ator Rock Hudson em 1985, e da pressão dos amigos de Hollywood, como Elizabeth Taylor. Em 1989, a sede da empresa Burroughs Wellcome, detentora da patente do AZT, foi ocupada, em uma ação que exigia a baixa de preço do medicamento. Die-ins (encenações de morte) foram feitas na catedral de Nova York, em protesto contra a posição da Igreja Católica de condenar o uso de preservativos. Cinzas dos mortos foram lançadas nos jardins da Casa Branca. Cerimônias fúnebres foram transformadas em atos políticos nas praças de Nova York. Em 1991, por ocasião da Guerra do Golfo, ativistas ocuparam a Estação Central, também em Nova York, com o seguinte apelo estampado em grandes faixas: "Lutem contra a aids, não contra os árabes".

A alta voltagem do ativismo nos Estados Unidos alterou de fato as condições dos doentes de aids. Apesar da resistência de grupos de interesse ou de políticos conservadores, os bancos de sangue foram controlados, houve iniciativas para a troca de seringas dos usuários de drogas, o ritmo da produção e testagem de medicamentos foi acelerado, e o senado aprovou uma vultosa contribuição para o programa da ONU de ajuda aos países africanos. Todos esses passos foram pontuados por comentários ácidos do senador republicano Jesse Helms, que achava que todos os casos de aids nos Estados Unidos eram causados pelo pecado da sodomia. Mas até ele acabou mudando de opinião em alguns pontos após encontro com o músico Bono Vox, vocalista do grupo musical irlandês U2, notório ativista da luta contra a aids e de outras causas. O grupo ACT UP se espalhou para outros países, como o Canadá e a França. Um filme de 2017, *120 batimentos por minuto*, dirigido por Robin Compillo, narra episódios da história do grupo francês. Chama atenção o fato de que os encontros dos ativistas também favoreceram a formação de novas formas de sociabilidade, como já vinha acontecendo a cada noite de segunda-feira em Nova York.

brasil

Veados americanos trazem o vírus da aids para o Rio no Carnaval.
Veados organizados de São Francisco conseguem controlar a propagação do mal.
Só um genocida em potencial – de batina, de gravata ou de avental – pode fingir que não vê que os veados – tendo sido o grupo-vítima preferencial – estão na situação de liderar o movimento para deter a disseminação do HIV.

Os versos são da canção "Black and white – americanos", cantada por Caetano Veloso no show *Circuladô*, de 1991. Caetano tem razão em quase tudo, exceto quanto ao fato de que não foram os americanos que trouxeram o HIV para o Rio de Janeiro. Ao que tudo indica, os brasileiros foram buscar o vírus em Nova York. No Brasil, a aids veio a público pela imprensa, tendo sido mencionada pela primeira vez em 1981, quando o *Jornal do Brasil* reproduziu um artigo do *New York Times* com a notícia do que se passava nos Estados Unidos. Ainda não era a capa chocante de *Veja* com a foto de Cazuza doente, de 1989,[17] mas as notícias eram, em geral, sensacionalistas e preconceituosas. Em julho de 1982, a mesma revista reproduziu as declarações de um médico de São Paulo que atribuía a causa da aids ao consumo de hormônios estrógenos por homossexuais que queriam adquirir características femininas. Em junho de 1983, o jornal *Folha de S. Paulo* publicou, com o título "Doença dos homossexuais", uma matéria que noticiava a morte do costureiro Markito, em Nova York. Um médico declarava que a propagação da doença no ambiente gay se devia ao fato de que o vírus tinha preferência pelo sexo masculino, e acrescentava que sua incidência entre usuários de drogas injetáveis se explicava por se tratar de uma população predominantemente homossexual.

Em 1983, novamente na revista *Veja*, foi anunciado um número de telefone, o Disque-Aids, da Secretaria de Saúde de São Paulo, onde era possível obter informações sobre a doença. A revista incluía o comentário duplamente preconceituoso de uma autoridade da área de saúde pública que argumentava que "um serviço de escuta da aids em São Paulo não faz nenhum mal a ninguém, mas está tão deslocado quanto um serviço público de implantação de pontes de safena na área seca, pobre e faminta do Nordeste".[18]

Os primeiros registros da doença, feitos em São Paulo no ano de 1982, foram comunicados em um congresso médico em 1983.[19] Eram dois homens gays que haviam estado nos Estados Unidos, o que reforça a tese de que esta tenha sido a via de entrada do vírus no país.

---

17 A capa da edição de 26 de abril de 1989 traz uma foto do rosto do cantor em estado avançado da doença e a chamada da matéria – *Uma vítima da aids agoniza em praça pública*.
18 *Veja*, 14 set 1983.
19 Trata-se de dois pacientes da médica Valeria Petri, da Faculdade Paulista de Medicina (Unifesp).

Em 1983, diversos casos foram identificados em várias capitais – São Paulo, Rio de Janeiro, Porto Alegre e Recife. A comunidade gay estava pouco informada sobre o assunto, mesmo sendo a mais atingida. Uma matéria da *Veja*, de abril daquele ano, intitulada "Tragédia venérea", reproduzia a declaração de um ativista de que não se conhecia aqui nenhuma vítima da doença.[20] A chegada no Brasil do HIV e, consequentemente da aids, se deu após a significativa liberalização dos costumes nos anos 1970. Ainda durante o regime militar, a vida dos jovens brasileiros nos grandes centros foi marcada por importantes mudanças. Já no início da década, ganhou força um movimento de "contracultura" nas artes e na literatura, que foi também uma reação à repressão política e policial vigente desde o Ato Institucional nº 5, decretado em dezembro de 1968. Um certo "hipismo" virou moda, formas culturais tradicionais foram contestadas. No fim da década, um clima festivo invadiu os shows de música e outras artes. Especialmente no tocante aos códigos amorosos, as mulheres se sentiram muito mais livres em suas iniciativas e os homossexuais ganharam visibilidade, ao menos em certos ambientes.

A liberalização dos costumes teve, sobretudo, um caráter geracional e não favoreceu a formação de movimentos específicos, como dos gays e das mulheres. Diferentemente do que ocorreu nos Estados Unidos, não houve no Brasil um movimento gay expressivo, mas apenas iniciativas isoladas. *O Lampião da Esquina*, uma publicação pioneira, foi uma delas. Teve 27 edições, com um corpo editorial de escritores, artistas e universitários do Rio de Janeiro e de São Paulo. Durou de 1979 a 1981, no período anterior à chegada da aids. Alguns grupos se formaram, mas logo desapareceram.

Quando as notícias da aids chegaram, não havia um movimento organizado que as repercutisse de forma não preconceituosa. Isto contribuiu para deixar sem apoio material e psicológico muitos

20 *Veja*, 6 abr 1983.

portadores do vírus que, naquele momento, eram quase todos homossexuais masculinos. Para muitos, a aids forçou uma "saída do armário", exibiu a homossexualidade. Mas isso se deu em um ambiente de hostilidade geral, muitas vezes nas próprias famílias. Dessa forma, não foram poucos os que se recusaram a se tratar e preferiram morrer para não revelar sua homossexualidade.

Aqui, como em outros países, a aids provocou uma reação dos homossexuais de negação de sua identidade e a perda do mínimo de solidariedade que tinha havido na década anterior.[21]

Em meados de 1983, em São Paulo, o médico Ricardo Veronesi convocou uma reunião para propor o uso de um novo medicamento, o *Interferon*, em pacientes com aids. Um pequeno grupo de antigos colaboradores do extinto *O Lampião da Esquina* esteve presente. Alguns deles, em depoimentos posteriores, lembraram do espanto diante do relato do médico – não tanto pelas informações clínicas, mas pelo tom preconceituoso com que o assunto foi tratado.[22]

Em reação a esse encontro, um dos participantes, o cineasta e escritor Jean-Claude Bernardet, entrou em contato com a Secretaria de Saúde do Estado de São Paulo, dirigida na época pelo médico João Yunes. O gesto é significativo, pois ajuda a explicar o processo que terminou por delegar ao Estado o papel de protagonista principal na luta contra a aids no país. Tudo isso se passou em um momento político muito favorável. Estava em curso a redemocratização, e Franco Montoro, um progressista, foi eleito

---

21 A pesquisa de Michael Pollak, feita na França, indicou que a desidentifcação (termo criado por Erwin Goffman para se referir ao fato de se fazer passar pelo que não se é) foi a primeira reação dos homossexuais à epidemia, sobretudo daqueles que eram menos expostos, isto é, menos "assumidos". M. Pollak, *Os homossexuais e a aids*, p. 64-65.
22 Para a história desse período inicial no Brasil, cf. L. Laurindo-Teodorescu e P. R. Teixeira, *História da aids no Brasil*.

governador de São Paulo em 1983. A indicação de João Yunes, da área de saúde pública, para a Secretaria de Saúde, bem como outras iniciativas, se inspiravam em princípios que seriam consagrados alguns anos mais tarde na Constituição de 1988. Nela foi estabelecida a universalidade do atendimento médico, sendo criado o Sistema Único de Saúde (sus), um elemento decisivo na definição dos rumos de enfrentamento da aids no país.

O papel quase exclusivo do Estado no combate à aids no Brasil não reflete apenas as circunstâncias de um momento, mas está de acordo com a fisionomia política do país. Ao longo da história brasileira, a vida política girou em torno do poder do Estado que, com sua administração centralizada, foi visto como garantidor da unidade da nação. Os movimentos sociais tiveram pouca importância na nossa história política. Mesmo as organizações consideradas independentes, tais como as não governamentais (ongs) criadas nos anos 1980, algumas existentes até hoje, dependeram de algum modo do apoio do Estado.

O acolhimento do problema da aids pelas agências estatais teve que superar fortes resistências. Na área de saúde pública, muitos argumentavam que a destinação de recursos para a nova doença iria prejudicar o enfrentamento de males muito mais graves decorrentes da pobreza e de outras carências. Essa visão não foi exclusiva do Brasil. Ela teve o respaldo da Organização Mundial da Saúde (oms), órgão ligado à onu, e foi responsável pelo quadro desolador em que se encontram muitos países até hoje.

Nesse contexto de discriminação, é significativo que o atendimento à aids em São Paulo, nos primeiros tempos, tenha sido feito no mesmo ambulatório da lepra, doença associada a um doloroso estigma. Até a metade do século xx, os doentes eram afastados de suas casas e recolhidos nos leprosários. Um episódio que vivi na infância me deu pessoalmente a dimensão do problema. Meu pai foi médico especialista em doenças infecciosas e eu frequentava muito o seu consultório. Um dia presenciei uma cena marcante: meu pai abraçado a um paciente que se despedia, chorando. Não era dor, tampouco uma má notícia. Mais tarde fiquei sabendo que o paciente era portador de hanseníase e que estava emocionado por receber um raro abraço apertado de alguém. No caso da aids, a discriminação foi ainda mais grave. O fato de sua transmissão ter ocorrido majoritariamente, num primeiro momento, por via sexual, fez dela alvo de violenta recriminação. Pior ainda, a aids predominava entre os homossexuais, que tinham práticas sexuais consideradas desviantes e, por este motivo, foram até responsabilizados por ela.

A expansão da epidemia da aids no Brasil teve três desdobramentos. Inicialmente a doença atingiu, sobretudo, homossexuais masculinos das classes média e alta, e moradores dos centros urbanos. Em seguida, houve a feminização da doença. As mulheres passaram a ser cada vez mais atingidas, especialmente a partir da década de 1990.[23] Ocorreu também a pauperização da epidemia, quando ela se alastrou pela população das periferias. Além disso, deu-se a sua interiorização: a aids penetrou no interior do país e atingiu as regiões Norte e Centro-Oeste.

A situação das mulheres foi particularmente dramática, e não apenas no Brasil. Mulheres atingidas pela aids foram muitas vezes vítimas de violência física, tendo contraído o vírus ao sofrerem abuso sexual. Foram também discriminadas social e economicamente. Para a OMS, a situação é de calamidade. No início da epidemia, os homens representavam 95% dos casos da doença. Em 1998, a maioria dos atingidos (51%) passou a ser de mulheres. Atualmente, a aids é a maior responsável pela morte de mulheres de quinze a vinte e quatro anos. Em algumas regiões da África,

23 R. M. Barbosa e W. V. Vilela, "Trajetórias de mulheres vivendo com HIV/aids no Brasil: avanços e permanências da resposta à epidemia".

elas são 58% dos casos da doença. Vários fatores levaram a essa situação: sociais, psicológicos, biológicos e até religiosos. Entre eles está o fato de que homens que violentam mulheres têm mais chance de serem portadores do vírus do que os demais.[24]

Em 1986, no governo do presidente José Sarney, o primeiro depois do regime militar, foi criado o programa brasileiro de combate à aids. Antes disso, iniciativas pioneiras prepararam o caminho, tais como na Secretaria de Saúde do Estado de São Paulo, no hospital escola da Universidade do Estado do Rio de Janeiro (Uerj) e na Fundação Osvaldo Cruz (Fiocruz), no Rio de Janeiro.

Uma lei de 13 de novembro de 1996, elaborada pelo então senador José Sarney e sancionada pelo presidente Fernando Henrique Cardoso, determinou que o Ministério da Saúde distribuísse gratuitamente aos portadores do HIV e aos doentes com aids a medicação necessária para todo o tratamento. Em 2003, foi feito um adendo a essa lei ampliando o benefício para os portadores de hepatite.[25]

Em 2003, o programa brasileiro de combate à aids foi considerado uma referência mundial. Muita coisa já tinha sido feita, inclusive a quebra da patente de alguns medicamentos e pressão sobre os laboratórios farmacêuticos para baixar o preço de vários outros.

O Brasil, de certa forma, foi além do preconizado pela OMS e pelo Banco Mundial para os países subdesenvolvidos e em

---

24 O problema da relação entre estupro e a transmissão do HIV tem sido enfrentado em várias partes do mundo, especialmente na África. Cf. A. J. Amman, op. cit., p. 144 e seguintes.
25 Para o histórico das iniciativas públicas de combate à aids no Brasil, cf. L. Laurindo-Teodorescu e P. R. Teixeira, *Histórias da aids no Brasil*. Cf. também, V. M. Cezar e P. B. Draganov, "A história e as políticas públicas do HIV no Brasil sob uma visão bioética".

desenvolvimento. Estes organismos recomendavam dar prioridade às medidas de prevenção da doença, e não ao seu tratamento. O entendimento foi de que tais nações não possuíam condições econômicas, técnicas e culturais, para realizar procedimentos propriamente curativos. Por isso, não se recomendava às agências governamentais dos países pobres distribuir a medicação que já estava disponível nos países ricos desde 1987 – o AZT existia desde então e os demais antirretrovirais foram disponibilizados a partir de 1991.[26]

No entanto, sob outro aspecto, o Brasil seguiu a temerária política restritiva da OMS de distribuição dos medicamentos antirretrovirais. Muitas vezes, nos países pobres, os programas de distribuição da medicação foram condicionados por fatores econômicos. Isso ocorreu também com o protocolo médico relativo ao momento de iniciar o tratamento das pessoas atingidas pelo HIV. Uma discussão tateante que, no caso brasileiro, durou até 2013, resultou na recomendação de que a terapia antirretroviral só fosse iniciada quando os indicadores de imunodeficiência do organismo já tivessem chegado a um determinado patamar. Por algum motivo, foi decidido que a taxa de células CD4 no sangue deveria baixar a 350 células/mm³ para se iniciar o tratamento.[27] Sendo assim, um paciente soropositivo assintomático poderia ouvir do seu médico: "Tenho o remédio para você, mas volta quando estiver mais doente!"

---

26 Cf. *Histórias da aids no Brasil*, volume I, Brasília: Ministério da Saúde, 2015, p. 419.

27 A diminuição do número de linfócitos CD4 no sangue é indicador da presença do HIV e de seus danos ao sistema imunológico. As moléculas CD4 são responsáveis pela defesa do organismo contra as infecções. No caso da infecção pelo HIV, elas funcionam como receptoras do vírus e terminam sendo destruídas por ele. Esta diminuição não é o único dado para se avaliar a presença do HIV e da aids.

Finalmente, a partir de dezembro de 2013, antes mesmo de um pronunciamento oficial da OMS, o Ministério da Saúde disponibilizou a medicação antirretroviral para todos os portadores do vírus, independentemente da contagem de linfócitos ou da carga viral.[28] No caso da África, é possível calcular o número de mortes que poderiam ter sido evitadas se a terapia antirretroviral tivesse sido usada em todos os indivíduos infectados. E no Brasil? A história da aids pode ser dividida em duas etapas: antes e depois do "coquetel".[29] Na primeira etapa, até 1987, quando o AZT passou a ser distribuído, o diagnóstico da infecção significava uma sentença de morte. Na segunda etapa, a aids passou a ser vista, na maior parte dos casos, como uma doença crônica, pelo menos nos países ricos e em outros, como o Brasil, que adotaram um programa específico para enfrentar o problema.

Escrevo este livro entre 2018 e início de 2019. Li há pouco no jornal *O Globo* e, em seguida, no artigo científico em que se baseia a matéria do jornal, que uma pesquisa feita em 2016 em doze das maiores cidades brasileiras, comparou o número de homens que fazem sexo com outros homens portadores do HIV, em relação a dados de 2009.[30] O artigo chama atenção para a gravidade da situação atual. Entre rapazes na faixa de 15 a 19 anos o número triplicou, e dobrou no grupo de 20 a 24 anos. Na discussão dos dados, são mencionados fatores que contribuíram para esse

---

28 Cf. "Novo protocolo aumenta acesso ao tratamento com antirretrovirais", 26/6/2015- Ascam SE/UNA-SUS. Para uma discussão do problema em escala mundial, cf. Ammann, op. cit., p. 191 e seguintes e nota 5, p. 328.
29 O "coquetel" é um conjunto de medicamentos antirretrovirais. Ele não elimina o HIV nem cura a aids, mas protege a imunidade ao inibir a multiplicação do HIV.
30 Artigo citado, cf. p. 3. Cf. também M. D. C. Guimarães et al., "Mortalidade por HIV/aids no Brasil, 2000-2015: motivos para preocupação?".

aumento. Houve cortes em programas de prevenção e testagem, por causa da diminuição de recursos. Ao mesmo tempo, observou-se uma mudança nos hábitos sexuais, que resultou indiretamente do avanço da medicina e do aperfeiçoamento dos medicamentos. O sexo desprotegido não é mais tão evitado. A aids foi desdramatizada do ponto de vista médico, deixou de ser uma doença fatal e se tornou um problema crônico. O artigo também alerta para a influência no governo de grupos conservadores que defendem agendas reacionárias em assuntos de gênero e sexualidade, mas não dá sobre isso maiores explicações.

Não se sabe ao certo quais serão os desdobramentos da situação daqui para diante. Provavelmente, como sugere o artigo, o número de pessoas infectadas aumentará, já que se dá menos atenção às medidas preventivas. Também deverá aumentar o número de pessoas em tratamento, tendo a carga viral indetectável, o que dependerá da manutenção da distribuição gratuita da terapia antirretroviral.

dois

peste, aids e castigo

No Êxodo, um dos primeiros livros da Bíblia, é narrada a história da escravidão dos hebreus no Egito e de sua saída para a Terra Prometida. A peste foi um dos castigos enviados por Deus para forçar o faraó a libertar o povo escolhido. Ela cobriu de pústulas os egípcios e seus animais. A associação da peste a um castigo divino atravessou a história da humanidade. No século XVII, Daniel Defoe, autor de *Robinson Crusoé*, escreveu, na forma de um depoimento, *Um diário do ano da peste*, publicado em 1722. Traz "observações e recordações dos acontecimentos mais extraordinários, sejam públicos ou privados, ocorridos em Londres durante a última grande epidemia, em 1665", e teria sido escrito por um cidadão que permaneceu o tempo todo na cidade, nunca tendo sido publicado antes. O tom documental é tão convincente que, séculos depois, Gabriel Garcia Márquez admitiu que, por muitos anos, achou que Defoe tinha escrito sobre a peste tal como a vivera. Só que o escritor tinha cinco anos quando a epidemia aconteceu!

A história se passa no período da Restauração, que se seguiu à Guerra Civil, em meados do século XVII, quando Londres enriquecia e sua população aumentava. Uma corte muito jovem tinha se instalado na cidade, provocando uma onda de frivolidades e novas modas. Conta o autor: "Todas as pessoas andavam faceiras e elegantes."[1] Muitos chegavam para estabelecer negócios, outros vinham acompanhar as resoluções da corte sobre nomeações e gratificações por serviços prestados.

Então surgem inquietantes notícias sobre o retorno da peste à Europa, que já atingira Amsterdam e Rotterdam, cidades bem próximas. Como acontece nessas ocasiões, comentava-se que a epidemia teria vindo de fora: da Itália, da Turquia, do Levante ou de Chipre. O governo já estaria informado mas, também como é de costume, procurava agir discretamente. Logo, conversas sobre extraordinários anúncios da peste se espalharam. "As velhas e a porção fleumática do outro sexo" lembravam de um cometa que ficara muitos meses sobre a *city*. Também se comentava sobre uma espada de fogo que saía de uma nuvem e apontava para a cidade. A população via nesses fenômenos um sinal de que a peste era um castigo enviado por Deus, possivelmente por causa da adoção dos novos e reprováveis costumes. Londres teria que pagar por suas vaidades. Um ano mais tarde, superado o problema, a cidade sofreu um incêndio devastador. Novamente um cometa teria aparecido, indicando que a catástrofe era uma purgação dos pecados de seus habitantes.

A peste, romance de Albert Camus, é de 1947, dois anos depois do final da Segunda Guerra Mundial. As dimensões filosófica e política do livro já foram muito estudadas. A chegada da peste a Orã representaria o advento do fascismo e a ocupação da França pelos nazistas. Os personagens reagem aos acontecimentos: alguns capitulam, outros escapam, e há os que resistem, como o médico Rieux e seu círculo mais próximo. Ao final do romance, a peste se foi e um alarido de alegria se espalha pelas ruas da cidade. O narrador, o próprio doutor Rieux, resume o que aprendeu com o terrível flagelo. Agora sabe que os homens não são santos, mas podem ser médicos, isto é, são

1 D. Defoe, *Um diário do ano da peste*, p. 35.

capazes de aliviar o sofrimento uns dos outros. Haveria nos homens mais coisas a admirar do que a desprezar. Por outro lado, é preciso reconhecer que a peste não morreu. Ela permanece adormecida, pacientemente à espera do momento de atacar qualquer outra cidade feliz. Há um meio de estar atento a isso e, quem sabe, se precaver. Para Camus, tudo depende do conhecimento adquirido na experiência relatada no livro e do seu registro. "Tudo o que o homem podia ganhar no jogo da peste e da vida era o conhecimento e a memória."[2]

Padre Paneloux é um personagem de destaque na narrativa. No início do livro, ele é descrito como um defensor do ponto de vista que associa a peste a um castigo divino. Nos primeiros tempos da epidemia, a Igreja resolveu dedicar vários dias de oração para invocar a misericórdia divina. Paneloux é chamado para fazer o sermão de encerramento. Em sua fala, começa por repreender os fiéis pelo descaso com a própria fé, que se tornara uma rotina. Muitos chegavam a trocar a missa de domingo por um banho de mar. Em seguida, recorrendo ao Êxodo e à imagem recorrente da foice que se abate sobre a cidade, anuncia que Deus cansara de dispensar sua misericórdia para uma cidade indiferente. A peste, ele acredita, teria um duplo sentido: por um lado é flagelo, por outro eleva e aponta o caminho da conversão.

Padre Paneloux é, afinal, resgatado pelo autor do romance. Ele também descobre que não é santo, mas pode atenuar a dor dos que sofrem. Por esta razão, engaja-se no serviço do Doutor Rieux para prestar assistência aos flagelados. Torna-se um médico.

Assim como aconteceu com a peste, a aids foi associada a um castigo. A epidemia chegou logo depois das grandes manifestações políticas e das mudanças nos costumes das décadas de 1960 e 1970. A primeira geração nascida depois da guerra chegara à idade adulta. Ela desconfiava dos valores de seus pais e queria, de

2   A. Camus, *A peste*, p. 270.

41

fato, mudar o mundo. O entusiasmo político ou felicidade pública, como chamou a filósofa Hannah Arendt, tomou conta das ruas de Paris em maio de 1968, de Praga, na primavera do mesmo ano, de Washington, com os grandes protestos contra a guerra do Vietnã, e do Rio de Janeiro, nas passeatas contra a ditadura.

Os costumes também mudaram. O musical *Hair*, de sucesso mundial, pôs em evidência a relação entre a contestação política e uma proposta de vida mais livre, na qual o prazer teria lugar. Os livros de Herbert Marcuse, filósofo alemão que se estabeleceu na Califórnia, faziam enorme sucesso ao aproximar Marx e Freud. A primeira pílula anticoncepcional foi fabricada em 1960, revolucionando a vida das mulheres. Em junho de 1969, uma rebelião ocorreu no bairro de Greenwich Village, em Nova York, como uma reação da comunidade gay à perseguição policial e à invasão do bar Stonewall. A resistência durou várias noites. Iniciativas como a criação da Frente Gay de Libertação, a primeira de uma série de organizações de defesa dos direitos dos gays, vieram em seguida.

No Brasil, os protestos se voltavam contra a ditadura militar, dando-se menos atenção às reivindicações de gênero ou de costumes, consideradas por setores da esquerda como secundárias e, até mesmo, impertinentes.³ Mesmo assim, mulheres começaram a se organizar em grupos feministas e, pouco depois, apareceu o primeiro grupo gay no Brasil – Somos –, em São Paulo.

A reação a essa onda libertária em várias direções não se fez esperar. A chegada da aids coincidiu com o fortalecimento dos grupos conservadores que, no caso dos Estados Unidos, se integraram na campanha e, posteriormente, na gestão de Ronald Reagan na presidência (1981-1989). A aids tinha tudo para se tornar um alvo preferencial. Como vimos, sua transmissão se deu, em um primeiro momento, por via sexual, e ela logo se espalhou

3 Cf. os depoimentos incluídos em H. B. de Hollanda (org.), *Explosão feminista*, parte 4.

no meio homossexual. Para os conservadores, isto só poderia ser resultado da depravação e da decadência dos costumes. As autoridades religiosas foram as primeiras a tomar posição. Nos Estados Unidos, algumas igrejas protestantes foram as mais radicais em seu moralismo. Já no período inicial da epidemia, uma resolução da Igreja Batista advertia os fiéis de que a introdução e a propagação da aids no país se deviam à atividade homossexual e revelavam a decadência moral da sociedade moderna.[4] A Igreja católica propôs distinguir entre orientação e conduta homossexual, condenando a segunda. Porém, o maior dano causado pelos católicos ao combate à epidemia foi a proibição do uso do preservativo. As autoridades católicas queriam submeter os fiéis aos preceitos da encíclica do Papa Paulo VI, de 1968, *Humanae Vitae*, que só aceitava soluções consideradas naturais como método contraceptivo. Qualquer desvio deste padrão era visto como antinatural e pecaminoso.

No Brasil, as declarações exaltadas de dom Eugênio Salles, então arcebispo do Rio de Janeiro, chegaram a ter repercussão internacional, sendo noticiadas no livro da escritora norte-americana Susan Sontag, *Aids e suas metáforas*.[5] Em julho de 1985, em uma coluna do diário carioca *Jornal do Brasil*, o arcebispo retomou a ideia de que a aids era um castigo merecido. Ele a via como "um chicote de um novo perigo de vida que acorda os recalcitrantes". A homossexualidade seria uma doença ou um desvio voluntário que "busca reivindicar foros de normalidade". Precisaria, para ele, ser corrigida. Por fim, anunciava que a natureza se vingaria de tal violência de modo terrível, isto é, pela doença.[6]

Houve várias manifestações de repúdio à posição da Igreja católica, sobretudo nos Estados Unidos. O arcebispo de Nova York,

4   P. Steinfels, "Southern Baptists Condemn Homosexuality as 'Depraved'".
5   S. Sontag, *Aids e suas metáforas*, p. 73.
6   *Jornal do Brasil*, 27 jul 1985, p. 11.

Joseph O'Connor, indicado pelo Presidente Ronald Reagan como membro da comissão federal encarregada dos assuntos da aids, foi o mais atacado. Em um episódio preparado de forma espetacular para aparecer na televisão, um grupo entrou na catedral de São Patrício, na Quinta Avenida, onde o arcebispo oficiava, com uma gigantesca camisinha, em que estava escrito seu nome.[7] A peste e a aids foram, nessas visões, castigos diferentes enviados por Deus para corrigir os pecados dos homens. O flagelo da peste foi lançado contra comunidades inteiras, como os egípcios no caso do Êxodo, e os habitantes de Londres e de Orã, nos livros de Daniel Defoe e de Camus. Já a aids atacou determinados setores da população – os grupos de risco. Foram quatro esses grupos: homossexuais masculinos, usuários de heroína, hemofílicos e haitianos. Por este motivo, a aids foi chamada de "doença dos quatro h".

A noção de grupo de risco foi criada pela Epidemiologia em meados do século xx. Inicialmente, ela serviu para indicar a probabilidade da ocorrência de uma doença, ou de qualquer outro fator relacionado à saúde em uma população, durante um período de tempo. Era uma indicação estatística. Com a chegada da aids, vários outros significados se agregaram, desvirtuando o conceito original. A noção de grupo de risco deixou de ter um valor estatístico e passou a designar entidades culturalmente definidas, como os homossexuais ou os usuários de drogas injetáveis. Estas comunidades, definidas na forma de tipos – o gay, o drogado – já não eram consideradas sujeitas a risco, mas passaram a ser elas próprias um perigo para o resto da população. Apenas mais um passo e atribuiu-se a elas a responsabilidade pela doença.[8]

---

7 D. France, op. cit., p. 391.
8 Cf. N. Schiller et al., "Risky Business: The Cultural Construction of Aids Risk Groups".

No caso da aids, a adoção da noção de grupo de risco teve efeitos desastrosos. Em primeiro lugar, a elaboração de políticas públicas, como os programas de prevenção, se voltaram quase que exclusivamente para aqueles grupos específicos, deixando de fora o resto da população. Quando a epidemia se alastrou e se tornou um problema para todos, as providências para contê-la precisaram ser improvisadas às pressas. Isso afetou especialmente as mulheres, as mais atingidas no início dos anos 1990.[9] Tudo isso poderia ter sido evitado desde muito cedo. Já em 1983 os médicos sabiam que a noção de grupo de risco não tinha nenhuma base científica. Naquele ano, o médico Arthur Ammann, da Universidade da Califórnia, mostrou que as mesmas patologias encontradas nesses grupos também estavam presentes em crianças. Com isso, ele demonstrou a existência da transmissão vertical, isto é, a que se dá de mãe para filho. É comovente o relato dos casos desses pequenos pacientes que morriam sem que se pudesse fazer nada por eles, como Rachael e suas duas irmãs, filhas de uma mulher usuária de drogas injetáveis. O caso de outro pequeno paciente, Charles Minot, internado em um hospital de São Francisco, que tinha recebido uma série de transfusões de sangue, forneceu outra pista para se entender a transmissão da aids. A partir deste momento, soube-se que o vírus podia ser transmitido por via sexual, pelo sangue, e de mãe para filho, na gestação, no parto e na amamentação.[10]

A noção de grupo de risco serviu, mais uma vez, para reforçar a discriminação de setores da população, especialmente os homossexuais masculinos. Jonathan Mann, um dos pioneiros no combate à epidemia, que ocupou um cargo na OMS antes de se tornar um crítico da instituição, chegou a cunhar a expressão "terceira epidemia" para se referir aos malefícios causados pela

9 W. V. Vilela e R. M. Barbosa, op. cit.
10 A. J. Ammann, op. cit., p. 9.

abordagem preconceituosa da aids. O termo designa uma forma cultural de padecimento que atinge os soropositivos e doentes. Segundo Jonathan Mann, são três as etapas da epidemia. A primeira é a do contágio pelo vírus, a segunda corresponde ao momento das manifestações clínicas e ao aparecimento das infecções oportunistas. A "terceira epidemia" resulta da discriminação dos atingidos pelo vírus e na reação preconceituosa da população. Jonathan Mann visitou o Brasil como membro de uma comissão oficial, em 1986, quando divulgou suas ideias.[11]

Houve também iniciativas mais efetivas de segregação, como a criação em Cuba, na década de 1980, dos sanatórios em que os pacientes eram compulsoriamente recolhidos. A aids chegou a Cuba com o retorno do pessoal enviado para a África em missões de ajuda. Logo se espalhou pela comunidade gay local. Os internados nos sanatórios eram basicamente homossexuais que eram buscados em casa e postos em isolamento por tempo indeterminado. As saídas esporádicas só podiam ocorrer com a supervisão de vigilantes, os "compañeros", para evitar o contágio da população.[12]

Um jovem escritor e ativista brasileiro, Herbert Daniel, fez uma denúncia veemente do que se passava sob o regime castrista. No seu caso, isso teve um significado especial, já que ele participara anteriormente de grupos de orientação guevarista. "Carta aberta a Fidel Castro" criticou a obrigatoriedade da testagem da população e o confinamento dos portadores do vírus em verdadeiros campos de concentração, chamados por ele de prisioneiros políticos.[13]

Além da invenção da noção de grupo de risco, que resultou em associar o estigma a determinadas parcelas da população

---

11 H. Daniel e R. Parker, op. cit.
12 O. G. Dantes. "The Dark Side of Cubas's Health System: Free Speech, Rights of Patients and Labor Rights of Physicians".
13 Herbert Daniel, "Carta aberta a Fidel Castro". *Boletim da Abia*, 8 ago 1989.

houve, em outra direção, diferentes visões da aids muito danosas. O negacionismo foi uma delas, e a uma de suas formas foram atribuídas bases científicas, como defendeu Peter Duesberg, professor de Biologia Molecular na Universidade de Berkeley, na Califórnia. Duesberg pregava que a aids não era causada pelo HIV, mas pelo consumo de drogas injetáveis e pela má nutrição. Também afirmava que o AZT teria efeitos maléficos, devendo, por este motivo, ser banido. Peter Duesberg teve seguidores entre médicos, cientistas, dirigentes políticos e pessoas atingidas pelo vírus. Ele divulgou suas teorias principalmente pela internet, que estava em sua fase inicial. Thabo Mbeki, à época presidente da África do Sul, teve acesso a suas teorias por esta via. Em seguida, as aplicou nos programas de saúde de seu governo.

Mbeki foi o segundo presidente da África do Sul, depois do *apartheid*, tendo sucedido Nelson Mandela. O próprio Mandela só muito tarde se deu conta da devastação causada pela aids em seu país. Seu sucessor teve atuação muito mais nefasta. Estima-se que motivos econômicos, e não propriamente doutrinários, levaram Mbeki a adotar as teses negacionistas. Disso resultou que a distribuição da medicação antirretroviral foi impedida – uma decisão responsável pelo contágio de mais de 300 mil pessoas, sobretudo de mães que transmitiam o vírus para seus filhos.[14]

O enfrentamento da aids nos países pobres teve problemas de toda ordem, inclusive éticos. Dirigentes e empresários corruptos se locupletaram com a transferência e distribuição de recursos de agências internacionais e locais. Princípios éticos foram desprezados pelos laboratórios farmacêuticos em diversas oportunidades, com a cumplicidade de governantes, seja na testagem de novos medicamentos, nos critérios de escolha de cobaias humanas ou no uso de placebos sem qualquer regulamentação.

14 N. Natrass, "Aids and the Scientific Governance of Medicine in Post--Apartheid South Africa".

* * *

No início da década de 1990 já não era mais possível recorrer à noção de grupo de risco para se referir à aids. A epidemia tinha se espalhado por todos os cantos do mundo, por todas as camadas da população, sem distinção de sexo ou qualquer outra. Essas alterações no perfil epidemiológico da aids vieram apenas comprovar o que já se sabia. Recortes espaciais nunca serviram para dar conta da nova doença e de sua disseminação. A aids nunca esteve circunscrita a nenhum ambiente. Ela é uma doença que acontece no tempo. Dois sentimentos muito próximos, o medo e a angústia, são também muito diferentes. O medo está sempre referido a algo específico. Tal coisa, alguém ou uma situação amedrontam. Com a angústia, isso não acontece. A angústia é um sentimento difuso, que tem a ver com a perda da orientação no mundo. Pode-se evitar, resistir ou aniquilar aquilo que provoca medo. Isso não é possível com a angústia. Pode-se tentar transformar a angústia em medo e, assim, pretender ter forças para liquidá-la. Foi o que aconteceu no caso de muitas reações à aids, que foram tentativas de circunscrever o problema a contextos definidos, sendo a mais notável a criação do conceito de grupo de risco.

Como se sabe, o empreendimento não foi bem-sucedido.

três

aids e o tempo

Muito cedo, escritores, cineastas e artistas se interessaram pela aids, tomando-a como tema ou como inspiração. Três principais campos da produção literária foram explorados, se não forem considerados os relatórios oficiais e as publicações médicas: a pesquisa sociológica, o ensaio e o depoimento pessoal, que muitas vezes também inspirou obras de ficção. Em cada um deles, três livros publicados na mesma época se destacaram. *Os homossexuais e a aids*, pesquisa sociológica de Michael Pollak, e *Aids e suas metáforas*, ensaio de Susan Sontag, são de 1988. O livro de Hervé Guibert, em forma autobiográfica, *Para o amigo que não me salvou a vida*, é de 1990.

Michael Pollak nasceu em Viena, na Áustria, em 1948. Foi para a França em 1971, onde estudou com o sociólogo Pierre Bourdieu. Morreu em 1992, por problemas decorrentes da aids. O perfil intelectual de Pollak é de um mediador. Elaborou sua obra na interseção de diversas disciplinas, especialmente da sociologia com a história. Também incentivou o contato entre ativistas, cientistas e o pessoal dos serviços públicos de saúde. O apreço pelo gênero ensaio é uma característica de seu trabalho como sociólogo.[1]

---

1   Cf. F. Ebko, "Michel Pollak (1948-1992): une fulgurance".

Os homossexuais e a aids: sociologia de uma epidemia foi escrito entre 1985 e 1988, isto é, no período em que já estava disponível o teste de detecção do HIV, mas apenas fora iniciada, em 1987, a distribuição do AZT. A investigação de Pollak busca dar conta da reação à doença por parte dos homossexuais, o grupo mais atingido àquela altura. Sendo a aids uma doença transmitida basicamente por determinadas formas de interação sexual, teriam os homossexuais sido capazes de promover mudanças nos seus hábitos sexuais de forma a evitar o contágio?

Pollak considera as dimensões histórica e sociológica do cenário em que a doença surgiu. A aids irrompeu na comunidade gay, no início dos anos 1980, provocando uma ruptura com tudo que tinha sido vivido nos anos anteriores. Na década de setenta, com a acentuada liberação dos padrões de conduta sexual, possibilidades de encontros se multiplicaram, lugares como clubes e saunas foram muito procurados. Buscava-se no sexo satisfação imediata.

A partir de 1981, com a aids, a atividade sexual passou a representar um risco de morte. Uma ampla gama de restrições no exercício da sexualidade precisou ser considerada. Isso incluía a diminuição do número de parceiros, a abstinência, a escolha de certas práticas sexuais e, a partir de determinado momento, o uso do preservativo. *Os homossexuais e a aids* descreve diferentes formas de administrar essas restrições. Foi possível mostrar, então, como estas decisões foram condicionadas por fatores sociais, geográficos e culturais. Do ponto de vista prático, os resultados alcançados por Pollak foram muito relevantes.

A investigação se ocupou de um tópico da maior importância histórica e conceitual. Teóricos como Max Weber e Norbert Elias, cujas obras eram conhecidas de Pollak, tinham mostrado que a aquisição e a mudança de hábitos podem exigir séculos de aprendizagem. O aparecimento da aids e o que disto resultou constituíram para o pesquisador a oportunidade de observar as alterações à sua frente, ocorrendo de forma súbita, por força das circunstâncias. Para o estudioso, tratava-se de uma experiência rara e preciosa. Podia-se observar como a adoção de uma forma de comportamento racional, que envolve a escolha de meios para atingir um fim, se torna complexa e dramática quando está em jogo um aspecto da vida movido por pulsões tão fortes como as de natureza sexual.

Uma passagem do livro descreve o contexto em que estas opções foram feitas:

Mas, consentidas sob coerção, essas mudanças não podem fazer esquecer a espontaneidade e as facilidades dos prazeres perdidos. Fruto da renúncia e do autocontrole, o novo código amoroso em processo de elaboração será ainda por muito tempo comparado ao curto período de liberdade dos anos 70, marcado ao mesmo tempo pelo desabrochar sexual e pela maior afirmação social da homossexualidade.[2]

A perda da liberdade duramente conquistada motivou reações que envolveram até a recusa de se elaborar um novo código de conduta sexual, como ocorreu em alguns círculos de jovens intelectuais gays, que se diziam inspirados pelos escritos do filósofo francês Michel Foucault. Alguns anos antes, Foucault tinha examinado os mecanismos de dominação dos indivíduos nas sociedades modernas, que não são políticos em sentido estrito, como a educação, as ciências humanas e a medicina. Essas teses, em si mesmas muito importantes para a compreensão do mundo contemporâneo, foram usadas por esses grupos para denunciar as iniciativas dos órgãos de saúde pública e dos médicos como formas de controle da população. Até mesmo o uso do preservativo foi visto como instrumento de dominação do

2 M. Pollak, *Os homossexuais e a aids*, p. 79.

"poder médico". Um livrinho dirigido ao público jovem perguntava "se as dúvidas ainda imperantes a respeito da eficácia real das camisinhas e espermicidas não tendem a preservar, como tributo à moral convencional, algum limiar de restrição."[3]

As investigações sociológicas sobre a aids se multiplicaram. No Brasil elas se concentraram em algumas instituições, como o Instituto de Medicina Social, da Universidade do Estado do Rio de Janeiro (Uerj), a Associação Brasileira Interdisciplinar da Aids (Abia), e os programas de pós-graduação em Antropologia do Museu Nacional (vinculado à Universidade Federal do Rio de Janeiro – UFRJ) e da Universidade Estadual de Campinas (Unicamp). Alguns autores se destacaram: Richard Parker, Jane Galvão e Lindinalva Laurindo Teodorescu, entre outros. As pesquisas de Peter Fry e Edward MacRae sobre a homossexualidade no Brasil, ainda que não se ocupem do assunto, contribuíram para definir o perfil social dos primeiros atingidos pela doença.

A primeira vez que Susan Sontag (1933-2004) se ocupou do tema da aids foi em *O modo como vivemos agora* (*The Way We Live Now*), novela publicada na revista *New Yorker*, em 1986.[4] É a história de um grupo formado em torno de um amigo doente, com idas e vindas entre sua casa e o hospital. Uma rede de solidariedade muito intensa e até então desconhecida se estabelece – encontros, visitas, telefonemas, providências tomadas. Este é o assunto principal da novela: a invenção de um novo modo de se viver nos tempos da aids. O desfecho da trama não é a morte do personagem. Também não é a ameaça da morte que dá o tom à história narrada. Susan Sontag prefere desdramatizar a aids.

A tese central da autora foi exposta no ensaio *Aids e suas metáforas* (1988). Para Sontag, a série de metáforas associadas à aids tornou ainda mais difícil suportar a doença. Susan Sontag já tinha

---

3 N. Perlongher, *O que é aids*, p. 75.
4 S. Sontag, "The Way We Live Now".

abordado o caso do câncer, doença de que tinha sido acometida, em *A doença como metáfora*, de 1978, sempre com o propósito de desmascarar as ideias a seu respeito. Para ela, as metáforas associadas a estas duas doenças precisariam ser abandonadas e mesmo atacadas, já que são a causa do estigma, do sentimento de culpa e da vergonha de que padecem seus portadores. No caso da aids, mais ainda do que no do câncer, a reputação da doença, associada a hábitos sexuais considerados desviantes e condenáveis, aumenta ainda mais o sofrimento dos atingidos.

As principais metáforas associadas ao câncer e à aids têm caráter militar. No caso da aids isso ficou muito evidente. Um vírus ataca o organismo e liquida precisamente suas defesas. Ofensivas e recuos são calculados e previstos. Mas, desde o início, a guerra já está decidida. O organismo tocado pelo vírus será destruído. Ao longo dos anos 1980, um acentuado fatalismo predominou nas declarações sobre a doença. Também este estado de espírito foi combatido pela escritora.

Aids e suas metáforas faz uma crítica contundente à verdadeira guerra cultural movida pelos neoconservadores com a chegada da aids. Para eles, tudo que representava "os anos 60", uma era de liberação, era motivo de intolerância e paranoia e, evidentemente, eles responsabilizaram os homossexuais pela doença, e não o vírus. Por outro lado, Sontag comenta que a onda liberadora das duas décadas anteriores à aids, aliada aos avanços da medicina, favoreceu uma permissividade sexual que estaria associada ao consumismo das sociedades capitalistas. A seu ver, todo um conjunto de mensagens teria incitado a fruição do sexo como se fosse mais uma mercadoria. A chegada da aids exigiu uma mudança de atitude, promovendo o aparecimento de mensagens com sentido oposto. Apareceram então apelos do tipo: "Controle seus apetites; cuide-se; não se solte demais."[5]

5   S. Sontag, *Aids e suas metáforas*, p. 92.

A principal contribuição de *Aids e suas metáforas* foi ter definido a aids como doença do tempo. Diferentemente do que ocorre com o câncer que se espalha pelo organismo sob a forma de metástase, sua progressão sendo percebida espacialmente, a aids se desenvolve por etapas até a morte do doente. De forma mais precisa, a aids é a terceira fase de um processo, quando as doenças oportunistas atingem o organismo desprotegido do ponto de vista imunológico. A aids começa com a infecção com o vírus da imunodeficiência humana, sinalizada por sintomas muito parecidos com os de uma gripe. Segue-se um período assintomático que dura em média dez anos. Não se trata de uma fase de latência, como se acreditou inicialmente. Apenas o organismo não está ainda tão vulnerável e pode evitar o aparecimento de uma série de doenças consideradas raras até recentemente. Finalmente, na fase aguda, o doente é acometido pelas doenças oportunistas, como o citomegalovírus, o sarcoma de Kaposi e a pneumonia. Este estágio pode durar bem pouco, se não for feito uso da medicação.

Certamente, o ritmo da própria doença com suas diversas fases até o termo final – a morte – condicionou várias maneiras de se vivenciar a passagem do tempo. Até mesmo a desdramatização pretendida por Susan Sontag é uma reação ao reconhecimento dessa radical precariedade. Desdramatizar teria o efeito de substituir o estado de resignação de alguém condenado à morte não propriamente por outro estado, mas por uma disposição de abrir-se para outras possibilidades. De acordo com essa ideia, nas linhas finais da novela *O modo como vivemos agora*, um dos personagens, ao se referir à trama narrada até aquele ponto, observa que a melhor maneira de tratá-la é mesmo literariamente, contando uma história. Em uma narrativa literária sempre é possível dizer: "Ele *ainda* está vivo." Já um quadro ou uma foto só podem dar conta de um estado. Ou se está vivo ou se está morto, não há nunca um *ainda*.

O impressionante avanço da pesquisa médica reforçou as expectativas dos soropositivos, alimentadas diariamente pelo noticiário da grande imprensa. Algumas datas são marcos deste processo que organizou o ritmo de vida de muitas pessoas. Em 1981, foram identificados os primeiros casos de aids nos Estados Unidos; em 1983, o HIV foi descoberto; em 1985, o teste Elisa, de detecção do vírus, foi fabricado; em 1987, foi a vez da primeira medicação específica, o AZT; ao longo dos anos 1990, novos remédios vieram compor o coquetel antirretroviral; em 1998, o vírus se tornou indetectável na maior parte dos soropositivos em tratamento. A ONU noticiou, em 2014, que é possível alcançar em 2020, a meta dos três 90, o que significa que, nesse ano, 90% dos soropositivos estariam diagnosticados e cientes disso; que 90% estariam recebendo tratamento antirretroviral de forma ininterrupta e que, destes, 90% teriam a carga viral indetectável.

Ao longo deste processo, a descoberta de remédios cada vez mais eficazes trouxe outro efeito, além de aumentar a expectativa de vida. Como acontece com as doenças crônicas em geral, foi preciso incluir a tomada dos remédios no ritmo de todos os dias.

Nos primeiros anos da aids, foram publicados muitos livros na forma de depoimentos de pessoas atingidas pelo HIV. Em 1988, saiu na França *Corpo a corpo: aids, diário de uma guerra*, de Alain Emmanuel Dreuilhe. Como o título indica, o livro recorre insistentemente a metáforas militares para abordar a nova doença. Já as primeiras páginas trazem a informação de que o autor vive, há um ano, envolvido em uma guerra pessoal. Desde o momento em que foi mobilizado pela aids, consagrou-se inteiramente a um esforço de guerra. Referências à vida militar são feitas a cada capítulo – ao cavalo de Troia, ao *front* e à retaguarda, à busca do aliado perdido. Ao recorrer de forma insistente a esse este tipo de metáfora, o livro mostra a intenção de polemizar com Susan Sontag. A escritora foi sempre uma crítica da tendência de se considerar tudo, e não apenas o câncer e a aids, como resultado de alguma interpretação, e não como fatos ou acontecimentos que realmente ocorreram.[6]

Na vasta produção de literatura autobiográfica se destaca o livro de Hervé Guibert (1955-1991), *Para o amigo que não me salvou a vida*, publicado na França em 1990. Trata-se do primeiro de uma trilogia sobre a aids, da qual fazem parte *Protocolo compassional* (1991) e *O homem de chapéu vermelho* (1992). O primeiro livro foi escrito depois que o autor tomou conhecimento de que era soropositivo. Assim como acontece na novela de Susan Sontag, "O modo como vivemos agora", o livro de Guibert descreve a reação do grupo de amigos do escritor doente. Alguns ocupam o centro da narrativa. Martine encarna a atriz Isabelle Adjani, amiga muito próxima, até o momento em que desperta no autor uma profunda mágoa.[7] Em posição de maior relevo estão Muzil, que é o filósofo Michel Foucault, e Bill, mencionado no título como "o amigo que não me salvou a vida".

Muzil e Bill representam atitudes contrastantes no enfrentamento da aids. Alguns anos antes de Guibert se descobrir soropositivo, Muzil tinha adoecido e morrido de uma doença que, só depois de sua morte, foi anunciada como aids. A reação de Muzil à doença foi exemplar para Hervé Guibert. Quando adoeceu, o filósofo estava em vias de concluir a redação de uma volumosa obra dedicada à história dos comportamentos no Ocidente. Para adiantar a preparação do livro, providenciou para que não fosse incomodado e dedicou-se integralmente ao trabalho. Sua obra, isto é, o legado que pretendia deixar para o mundo, foi sua única preocupação.

6 Cf. S. Sontag, *Contra a interpretação*.
7 A atriz se destacou no filme *Camille Claudel*, em que fazia o papel da mulher do escultor Rodin. Há um depoimento sobre sua amizade com Guibert em "La scéance photo par Hervé Guibert", *Le Mag Cinéma*, 6 jan 2017.

Bill – o outro amigo – é um empresário do ramo farmacêutico envolvido com a produção de uma vacina para a aids. A cada encontro com Guibert, acena com a possibilidade de uma cura, prometendo que ele seria um dos primeiros a receber a medicação, mesmo que para isso tivesse que ir para os Estados Unidos. Ao longo do livro, a esperança de um prolongamento da vida vai se desfazendo. A vacina se revela um fracasso e Bill passa a ser visto apenas como um manipulador.

Hervé Guibert experimentou a frustração das expectativas de sobrevivência também como a oportunidade de rever sua relação com a doença e com a vida. Nesse empreendimento dramático recorreu a dois enfoques diferentes, porém complementares. Inspirado em Muzil, passou a se dedicar integralmente a sua obra. Completou a trilogia da aids, escreveu outros textos e explorou suas habilidades como fotógrafo, até a morte em 1991. Além disso, aprendeu uma lição da maior gravidade. Compreendeu que "se a vida era só o pressentimento da morte, nos torturando sem descanso quanto à incerteza de sua chegada, a aids, ao fixar um termo determinado para a nossa vida, (...) fazia de nós homens plenamente conscientes de nossas vidas, livrava-nos de nossa ignorância." [8]

A aids foi implacável. Em pouco tempo matou os jovens em plena vitalidade. Bill era requisitado e adulado porque lhes prometia a suspensão da morte iminente. Por outro lado, a aids era portadora da revelação de que a vida dos doentes, dos soropositivos e, também, a de todos nós, sendo muito curta, é também, muito preciosa.

No Brasil, os depoimentos autobiográficos foram frequentes e serviram muitas vezes de base para o trabalho de romancistas e contistas. Seus autores eram jovens escritores. A aids forçou a entrada em suas obras e, em muitos casos, em suas

8   H. Guibert, op. cit., p. 99-100.

vidas, ou porque foram contaminados pelo vírus, ou porque ela marcou a fisionomia da época de que falavam.

Em alguns casos, como aconteceu com Herbert Daniel (1946-1992), a urgência da militância da causa antiaids desmobilizou o escritor em sua vocação. Seus melhores textos do período são quase manifestos, como "O primeiro AZT a gente nunca esquece", de 1990.[9] Ele alerta para o simbolismo exagerado que cercava a tomada da primeira medicação antirretroviral disponível. "Droga é droga", Daniel insiste. O AZT nem é uma substância milagrosa, nem sua tomada significa uma condenação à morte. Claramente inspirado nas ideias expostas por Susan Sontag em *Aids e suas metáforas*, Herbert Daniel quer desbastar o "cipoal metafísico" que envolve quase todos os discursos sobre a aids. Esse esforço de desmistificação da doença e do seu tratamento seria um meio de enfrentar a "terceira epidemia", de valor simbólico, que acomete os soropositivos e chega a condená-los à morte civil.

Caio Fernando Abreu (1948-1996) tomou outra direção. Em 1994, ele declarou sua condição de soropositivo de forma pungente na correspondência com os amigos.[10] Antes disso, por quase dez anos, manifestou em várias ocasiões enorme preocupação com a doença. Tornou pública sua condição em uma série de crônicas em *O Estado de S. Paulo*, em 1995. Uma delas – "Última carta para além dos muros" – terminava com o apelo: "A vida grita. E a luta continua."[11]

A nova condição constituiu um desafio para o ficcionista. Abordou o assunto em alguns contos de *Os dragões não conhecem o paraíso*. Sua narrativa mais impressionante é uma das últimas que escreveu: "Depois de agosto", uma história de amor

9 Incluído em H. Daniel e R. Parker, op. cit.
10 Cf. cartas a Maria Lídia Magliani, em C. F. Abreu, *Cartas*, p. 311 e a L. Samôr, *O essencial da década de 1990*, p. 282.
11 C. F. Abreu, *Pequenas epifanias*, p. 130-132.

que trata exatamente do que se imagina não poder se esperar àquela altura. Em treze pequenos trechos, é narrada a história de um homem desde sua saída do hospital, quando percebe que já não havia tempo para a alegria, a saúde e, sobretudo, para o amor. Em seguida, toma a decisão de viajar. Encontra o mar e o vento em uma praia do Nordeste, e olha os rapazes para sempre inatingíveis jogando futebol na areia. Tudo se transforma com a chegada do "outro". Em ritmo acelerado, acontecem o telefonema, o primeiro encontro, o beijo e a noite passada juntos. Um pacto de amor se firma – mesmo à distância, em cidades diferentes, à luz da lua, dançam um para o outro um bolero que mais parece um mantra.

A história curta, conto ou novela, foi o meio mais usado para exprimir, de forma às vezes velada, a nova e dura realidade. Os contos "When I Fall in Love (Quando me apaixono)", de Silviano Santiago, "Atores", de Bernardo Carvalho, e a novela *A doença, uma experiência*, de Jean-Claude Bernardet, são peças valiosas desse repertório.[12]

É sabido que o amor não é mais forte que a morte, mas pode sair fortalecido do embate, pelo menos por um momento, quando a vida está ameaçada. Os contos de Silviano Santiago e de Bernardo Carvalho falam de vias de se resgatar o amor em situações-limite. "When I Fall in Love (Quando me apaixono)" quase não dá chance de o empreendimento ser bem-sucedido. O personagem, a quem o conto interpela, é avisado, em uma noite, de que seu antigo amante, agonizante em um hospital, o procura para contar alguma coisa. Ele adia a visita até o dia seguinte e, quando afinal decide ir, encontra o amigo morto, cercado pela mãe e parentes. O conto é construído com as lembranças do antigo amor. É terno, triste e levemente irônico.

12 B. Carvalho, *Aberração*; S. Santiago, *Keith Jarrett no Blue Note*; J.-C. Bernardet, *A doença, uma experiência*.

"Atores", de Bernardo Carvalho, também é a história de uma visita. A e B viveram juntos, mas estão afastados há muito tempo. Um dia, A sai em busca de B em algum lugar distante na Flórida e encontra o amigo já em estágio terminal. O final intrigante narra a cena dos dois amigos em um carro, a caminho de Atenas, uma cidadezinha do sul, onde A tinha nascido. Ou seria Atenas apenas um nome para um destino indeterminado?

Na novela *A doença, uma experiência*, de Jean-Claude Bernardet, reaparece o tema da vivência do tempo na aids. A vida passa a ser ritmada pela tomada dos remédios. Obedece a uma agenda eletrônica, quase uma prótese.[13] A interrogação decisiva é formulada nas últimas linhas: "O que chegará primeiro: a doença oportunista ou o novo remédio?"[14]

A mais aguda percepção do tempo acontece na experiência da prefiguração da morte. Filósofos e poetas já se debruçaram sobre o assunto e avaliaram sua gravidade. Seria a filosofia, como pretendiam os gregos, um meio de escapar à morte, ao possibilitar o contato com entidades imortais, como o bem e a verdade? Ou seria mais acertado acompanhar os filósofos contemporâneos em sua convicção de que a limitação da nossa existência pela morte é decisiva para a apreciação do sentido da vida, do mesmo modo como pensava Hervé Guibert? Teria razão o poeta ao chamar de bem-vindo o lugar para onde a amada docemente escapou – o mundo dos mortos?[15] Teria a poesia o dom de reconciliar com o único acontecimento realmente incontornável, como supõe Manuel Bandeira em sua *Consoada*?[16]

---

13 J.-C. Bernardet, op. cit., p. 36.
14 Idem, p. 68.
15 Cf. o poema de R. M. Rilke, "A morte da amada", *Rilke: poesia-coisa*.
16 M. Bandeira, *Estrela da vida inteira*, p. 223.

Quando a Indesejada das gentes chegar
(Não sei se dura ou caroável),
Talvez eu tenha medo.
Talvez sorria, ou diga:
Alô, iniludível!
O meu dia foi bom, pode a noite descer.
(A noite com seus sortilégios.)
Encontrará lavrado o campo, a casa limpa,
A mesa posta,
Com cada coisa em seu lugar.

Uma recente coletânea de poemas organizada por Ramon Nunes Mello, *Tente entender o que tento dizer: poesia + hiv/aids*, mostra que mesmo hoje, nos versos dos jovens poetas, aparece a menção à vivência do tempo intensificada pela referência à morte.[17] A prefiguração da "mais insigne das possibilidades do homem" repercute no modo como se experimenta a vida presente.[18] Isto leva a uma alteração da própria substância do tempo, que deixa de ser a mera monotonia dos "agoras" que se sucedem. Mesmo guardando seu caráter fugidio, a vivência do presente se intensifica. O poeta e pensador mexicano Octavio Paz expressou estas ideias com precisão e beleza. Ele observou, ao tentar capturar o tempo, que ele sempre escapa. Cada encontro é uma fuga. O tempo seria como um pássaro que está em toda parte e em nenhuma. Quando se tenta pegá-lo vivo, ele abre as asas e se desvanece. Por fim, Paz se deu conta: "Então as portas da percepção se entreabrem e aparece o outro tempo, o verdadeiro, o que buscávamos sem saber, o presente, a presença."[19]

17 R. N. Mello (org.), *Tente entender o que tento dizer*.
18 Esta é a formulação de Martin Heidegger em *Ser e tempo*.
19 O. Paz, *A busca do presente e outros ensaios*, p. 92.

O drama da aids não se confina em nenhum gueto. Ele não é condicionado por nenhuma geografia. As perguntas que a aids suscita dizem respeito a todos os homens e se referem precisamente a nossa mortalidade. Ao perseguir uma resposta para elas vislumbra-se a possibilidade de se reconsiderar o valor da vida.

ainda estamos aqui

Já não lembro como nos conhecemos. As datas se confundem em um tempo em que o futuro parecia não existir. Um dia chegaram as dores, a febre. Tudo parecia desmoronar. Todas as noites, por muito tempo, eu observava seu rosto de perto. Tinha o rubor da febre, estava cansado, mas nem por um momento demonstrava um grande sofrimento ou alguma dúvida. Avançávamos. Os recursos médicos também melhoravam. E havia o cuidado devotado de sua médica. Um dia vimos na TV a notícia da descoberta de novas drogas; mais tarde, soubemos que a carga viral poderia ficar indetectável. A travessia da parte mais árdua do caminho tinha sido feita. Ele partiu.

Hoje, ao encontrá-lo, perguntei: "Você acha que o amor é mais forte que a morte?" De pronto, ele respondeu: "Não, claro que não, a morte vence sempre." Retruquei, meio brincando: "Mas você está aqui na minha frente!" No mesmo tom, ele continuou: "Você é mesmo muito presunçoso."

O sinal abriu. Atravessamos na direção da praia.

referências bibliográficas

ABREU, Caio Fernando. *Os dragões não conhecem o paraíso*. São Paulo: Companhia das Letras, 1988.

____. *Cartas*. Italo Moriconi (org.). Rio de Janeiro: Aeroplano, 2002.

____. *Ovelhas negras*. Porto Alegre: L&PM, 2013.

____. *Pequenas epifanias*. Rio de Janeiro: Nova Fronteira, 2014.

AMMANN, Arthur J. *Lethal Decisions: The Unnecessary Deaths of Women and Children from HIV/Aids*. Nashville: Vanderbilt University Press, 2017.

BANDEIRA, Manuel. *Estrela da vida inteira*. Rio de Janeiro: Nova Fronteira, 1993.

BARBOSA, Regina Maria e VILELA, Wilza Vieira. "Trajetórias de mulheres vivendo com HIV/aids no Brasil: avanços e permanências da resposta à epidemia", *Ciência e Saúde Coletiva*, vol. 22, nº 1, 2017, p. 87-96.

BERNARDET, Jean-Claude. *A doença, uma experiência*. São Paulo: Companhia das Letras, 1996.

BESSA, Marcelo Secron. *Os perigosos: autobiografia & aids*. Rio de Janeiro: Aeroplano, 2002.

____. *Histórias positivas: a literatura (des)construindo a aids*. Rio de Janeiro: Record, 1997.

BRETON, André. *Conférences d'Haiti*. IV. *Oeuvres*. Bibliotèque de la Pléyade. Paris: Gallimard, 1992.

CAMUS, Albert. *A peste*. Trad. Valerie Rumjanek. Rio de Janeiro: Record, 2017.

CARVALHO, Bernardo. *Aberração*. São Paulo: Companhia das Letras, 1993.

CEZAR, Vagner Mendes e DRAGANOV, Patricia Bover. "A história e as políticas do HIV no Brasil sob uma visão bioética", *Ensaios e Ciência: Ciências Biológicas, Agrárias e da Saúde*, vol. 18, nº 3, 2014, p. 151-156.

CONRAD, Joseph. *Coração das trevas*. Trad. Sergio Flaksman. São Paulo: Companhia das Letras, 2008.

DANIEL, Herbert e PARKER, Richard. *Aids, a terceira epidemia: ensaios e tentativas*. Rio de Janeiro: Iglu Editora, 1991.

DANTES, Octavio Gomez. "The Dark Side of Cubas's Health System: Free Speech, Rights of Patients and Labor Rights of Physicians", *Health, Systems & Reform*, vol. 4, 2018.

DASTUR, Françoise. *A morte, ensaio sobre a finitude*. Trad. Maria Tereza Pontes. Rio de Janeiro: Difel, 2002.

DEFERT, Daniel. *Une vie politique*. Paris: Editions du Seuil, 2014.

DEFOE, Daniel. *Um diário do ano da peste*. Organização e trad. Eduardo San Martin. Porto Alegre: Arte e Ofício Editora, 2014.

DREUILHE, Alain Emmanuel. *Corpo a corpo: aids, diário de uma guerra*. Trad. Claudia Schilling, São Paulo: Paz e Terra, 1989.

EBKO, Fred. "Michael Pollak (1948-1992): une fulgurance", *Face à face*, nov 2009.

ERIBON, Didier. *Reflexões sobre a questão gay*. Trad. Procopio Abreu. Rio de Janeiro: Companhia de Freud, 2008.

FRANCE, David. *How to Survive a Plague: The Story of How Activists and Scientists Tamed Aids*. Nova York: Vintage Books, 2017.

GALVÃO, Jane. *Aids no Brasil: a agenda de construção de uma epidemia*. Rio de Janeiro: Editora 34, 2000.

GUIBERT, Hervé. *Des aveugles*. Paris: Gallimard, 1985.

_____. *Para o amigo que não me salvou a vida*. Trad. Mariza Campos da Paz. Rio de Janeiro: José Olympio Editora, 1995.

_____. *Le protocole confessionnel.* Paris: Gallimard, 1991.

GUIMARÃES, Mark Drew Crosland et al. "Mortalidade por HIV/aids no Brasil, 2000-2015: motivos para preocupação?", Revista Brasileira de Epidemiologia, vol. 20, supl. 1, mai 2017, p. 182-190.

GREEN, James. *Revolucionário e gay: a vida extraordinária de Herbert Daniel.* Rio de Janeiro: Civilização Brasileira, 2018.

HEIDEGGER, Martin. *Ser e tempo.* Trad. Marcia Cavalcante. Petrópolis: Vozes, 1988.

de HOLLANDA, Heloísa Buarque. *Explosão feminista.* São Paulo: Companhia das Letras, 2018.

LAURINDO-TEODORESCU, Lindinalva e TEIXEIRA, Paulo Roberto. *Histórias da aids no Brasil, 1983-2003.* Brasília: Ministério da Saúde, 2015.

LLOSA, Mario Vargas. *O sonho do celta.* Trad. Paulina Wacht e Ari Roitman. Rio de Janeiro: Alfaguara, 2011.

MANN, Jonathan et al (orgs.). *A aids no mundo.* Rio de Janeiro: Relume Dumará/Abia/IMS-Uerj, 1993.

MELLO, Ramon Nunes (org.). *Tente entender o que tento dizer: poesia + HIV/aids.* Rio de Janeiro: Bazar do Tempo, 2018.

NATRASS, Nicoli. "Aids and the Scientific Governance of Medicine in Post-Apartheid South Africa", *African Affairs*, abr 2008.

PAZ, Octavio. *A busca do presente e outros ensaios.* Trad. Eduardo Jardim. Rio de Janeiro: Bazar do Tempo, 2017.

PARKER, Richard et al (orgs.). *A aids no Brasil.* Rio de Janeiro: Relume Dumará/Abia IMS-Uerj, 1994.

PERLONGHER, Néstor. *O que é aids.* São Paulo: Editora Brasiliense, 1987.

POLLAK, Michael. *Os homossexuais e a aids: sociologia de uma epidemia.* Trad. Paula Rosas. São Paulo: Edições Liberdade, 1990.

RACHID, Marcia e SCHECHTER, Mauro. *Manual de HIV/aids.* Rio de Janeiro: Thieme Revinter, 2017.

RILKE, Rainer Maria. *Poesia-coisa.* Trad. Augusto de Campos. Rio de Janeiro: Imago, 1994.

SAMÔR, Lucienne. *O essencial da década de 1990*, Rio de Janeiro: Nova Fronteira, 2014.

SANTIAGO, Silviano. *Keith Jarrett no Blue Note: improvisos de jazz*. Rio de Janeiro: Rocco, 1996.

SCHILLER, N. et al. "Risky Business: The Cultural Construction of Aids Risk Groups", *Social Science & Medicine*, vol. 38, nº 10, 1994, p. 1337-1346.

SONTAG, Susan. "The Way We Live Now", *The New Yorker*, 24 nov 1986.

———. *Aids e suas metáforas*. Trad. Paulo H. Britto. São Paulo: Companhia das Letras, 1989.

———. *Contra a interpretação*. Trad. Ana Maria Capovilla. São Paulo: L&PM, 1987.

STEINFELS, Peter. "Southern Baptists Condemn Homosexuality as 'Depraved'", *New York Times*, 17 jun 1988.

TREVISAN, João Silvério. *Devassos no paraíso: a homossexualidade no Brasil, da colônia à atualidade*. Rio de Janeiro: Objetiva, 2018.

VARELLA, Drauzio, ESCALEIRA, Narciso e VARELLA, Fernando. *Aids hoje*. São Paulo: Jovem Pan, 1989.

sobre o autor

Eduardo Jardim nasceu no Rio de Janeiro, em 1948. Foi professor de filosofia na PUC-Rio entre as décadas de 1970 e 2010. Escreveu livros sobre Modernismo no Brasil, como *A brasilidade modernista: sua dimensão filosófica* (1978), recentemente reeditado (2016), *Limites do Moderno* (1999), *Mário de Andrade: a morte do poeta* (2005) e coordenou a coleção Modernismo + 90 (2012-13). Em 2015, lançou a biografia *Eu sou trezentos: Mário de Andrade, vida e obra*, vencedor do Prêmio Jabuti de Melhor Livro do Ano de Não Ficção. Pesquisou o pensamento de Hannah Arendt e Octavio Paz, colaborando na divulgação de suas obras e publicou sobre eles: *A duas vozes: Hannah Arendt e Octavio Paz* (2007) e *Hannah Arendt: pensadora da crise e de um novo início* (2011). Traduziu a coletânea de ensaios *A busca do presente*, do escritor mexicano Octavio Paz (2017), parte da coleção Ensaios contemporâneos, que dirige na editora Bazar do Tempo. Em 2018 lançou o livro de ensaios *Tudo em volta está deserto: encontros com a literatura e a música no tempo da ditadura*.

Este livro foi editado pela Bazar do Tempo
no outono de 2019, na cidade de São Sebastião
do Rio de Janeiro e impresso em papel
Pólen Bold 90 g/m² pela gráfica Stamppa.
Foram usados os tipos Silva Text e TheW NYC.